BEI GRIN MACHT SICH IHR WISSEN BEZAHLT

AF136063

- Wir veröffentlichen Ihre Hausarbeit,
  Bachelor- und Masterarbeit

- Ihr eigenes eBook und Buch -
  weltweit in allen wichtigen Shops

- Verdienen Sie an jedem Verkauf

Jetzt bei www.GRIN.com hochladen
und kostenlos publizieren

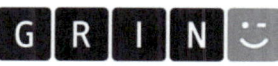

Delir auf der Intensivstation. Definition und Möglichkeiten der Behandlung

Pascal Eichler

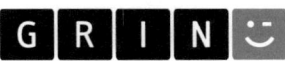

Bibliografische Information der Deutschen Nationalbibliothek:

Die Deutsche Nationalbibliothek verzeichnet diese Publikation in der Deutschen Nationalbibliografie; detaillierte bibliografische Daten sind im Internet über http://dnb.d-nb.de abrufbar.

ISBN: 9783346309365
Dieses Buch ist auch als E-Book erhältlich.

© GRIN Publishing GmbH
Nymphenburger Straße 86
80636 München

Druck und Bindung: Books on Demand GmbH, Norderstedt Germany
Gedruckt auf säurefreiem Papier aus verantwortungsvollen Quellen

Das vorliegende Werk wurde sorgfältig erarbeitet. Dennoch übernehmen Autoren und Verlag für die Richtigkeit von Angaben, Hinweisen, Links und Ratschlägen sowie eventuelle Druckfehler keine Haftung.

Das Buch bei GRIN: https://www.hausarbeiten.de/document/960211

FOM Hochschule für Ökonomie & Management Essen

Standort Köln

Berufsbegleitender Studiengang zum Bachelor of Arts Pflegemanagement

4. Semester

Delir auf der Intensivstation – Möglichkeiten der Behandlung

Autor: Pascal Eichler

Abgabedatum: 21.01.2020

Inhaltsverzeichnis

1. Fragestellung/ Erkenntnisinteresse/ Forschungsgegenstand

Die Intensivstation eines Krankenhauses stellt eine Institution dar, in der aufgrund von diversen Situationen an Ruhe kaum zu denken ist. Lebenswichtige Überwachungsmaßnahmen, hochtechnologische Geräte und ein reges Arbeitstempo tragen dazu bei, dass ein konstant hoher Geräuschpegel herrscht. Zahlreiche pflegerische und ärztliche Tätigkeiten, sowie diagnostische und therapeutische Maßnahmen zu jeder Uhrzeit, lassen Ruhephasen für Patienten zur Seltenheit werden. Rückzugsmöglichkeiten für Patienten sind aufgrund von notwendiger Monitorüberwachung und Infusionstherapie zudem kaum möglich. Der Patient muss sich also notgedrungen dem System der Intensivstation, beziehungsweise des Krankenhauses anpassen und ist somit während seines Aufenthaltes ständigen akustischen, medikamentösen und interaktionellen Reizen ausgesetzt.

Nicht ausschließlich, aber überwiegend durch die beschriebenen Umstände ist das Krankheitsbild des Delirs zunehmend zu beobachten, welches nicht nur von Patienten und Pflegepersonal, sondern auch von Angehörigen als extrem belastendes Ereignis wahrgenommen wird. Während des Aufenthaltes sind bei Beteiligten Gefühle von Machtlosigkeit und Überforderung erkennbar.

Noch vor einigen Jahren bezeichnete man dieses Krankheitsbild als sogenanntes Durchgangssyndrom. Beschrieben werden sollte damit ein Zustand, welcher von alleine kam und auf eben gleichem Wege auch folgenlos wieder ausheilte. Es wurde somit eine passagere Erkrankung suggeriert, ohne die dadurch erhöhte Letalität in Betracht zu ziehen. Heute weiß man, dass ein Delir wie ein Notfall gesehen werden muss. Untersuchungen bei Intensivpatienten haben gezeigt, dass die 1-Jahres-Überlebenswahrscheinlichkeit mit jedem Delirtag um circa 10% sinkt. Zudem zeigten 25% der Patienten nach einem Delir kognitive Funktionsstörungen, welche mit einer milden Alzheimer-Demenz vergleichbar sind[1]. Was das Outcome des Patienten betrifft zeigt sich also bereits hier eine hohe Relevanz, was das Thema der Behandlung angeht.

Doch auch ökonomisch lässt sich eine gewisse Relevanz feststellen. In den USA fielen aufgrund von längeren Krankenhausaufenthalten Mehrkosten von rund vier Milliarden Dollar pro Jahr an. Zusätzliche Kosten entstehen durch mögliche Rehamaßnahmen,

---

[1] Vgl. https://www.aerzteblatt.de/archiv/205463/Delir-im-Krankenhaus

welche nach Entlassung zusätzlich von Nöten sind. Gleiches gilt für eine ambulart pflegerische Nachversorgung der Patienten[2].

Zusammenfassend ist festzustellen, dass es sich beim Delir scheinbar nicht nur um eine zufällig kommende und wieder gehende Begleiterscheinung eines Krankenhausaufenthaltes handelt, sondern vielmehr um eine akute, notfallmäßig zu behandelnde Krankheit mit möglichen auch langfristigen Auswirkungen auf den Patienten, aber auch dessen Angehörige. Was also ist ein Delir und wie wird es definiert? Insbesondere soll im Folgenden die Frage geklärt werden, welche Behandlungsmöglichkeiten es für delirante Patienten auf der Intensivstation geben kann

2. Forschungsstand

2.1. Geschichtlicher Hintergrund

Zu Beginn des 18. Jahrhunderts bezeichnete Georg Ernst Stahl mit Delirien die eigentlichen („idiopathischen") Geisteskrankheiten und mit „sympathetischen Delirien" solche, die in Begleitung anderer körperlicher Krankheiten auftreten. Er unterteilte zudem in libidinöse, melancholische und fieberhafte Delirien.[3] Im 19. Jahrhundert griff man erstmals den Begriff der „Bewusstseinseintrübung" auf, welches bis heute auch noch eines der Leitsymptome des Delirs beschreibt (Eine vollständige Definition findet unter 2.2 statt). Die Darstellung sollte sowohl ein herabgesetztes Bewusstsein, als auch einen veränderten psychischen Zustand beschreiben.[4] Bis zur Vereinheitlichung der Klassifikation im DSM IV und in der ICD 10 bestand eine Art terminologische Unsicherheit, wobei Begriffe mit leicht unterschiedlichem Bedeutungshof für Teilsyndrome des Delirs wie akute Verwirrtheit, akute organische (exogene, symptomatische) Psychose, akuter exogener Reaktionstyp nach Bonhoeffer, Durchgangssyndrom nach Wieck, in Gebrauch waren[5].

---

[2] Vgl. Lindesay, J., et al. 2009
[3] Vlg. Leibbrand, W., et al., (1961), Der Wahnsinn- Geschichte der abendländischen Psychopathologie
[4] Vgl. Lindesay, J., et al. 2009
[5] Vgl. https://link.springer.com/chapter/10.1007/978-3-662-12845-9_14

2.2. Definition

Sämtliche psychische Krankheiten werden in der *Internationalen statistischen Klassifikation der Krankheiten* (ICD) der *Weltgesundheitsorganisation* (WHO) klassifiziert. Eine vor allem in den USA zu findende Alternative stellt die *Diagnostic and Statistical Manual of Mental Disorders* (DSM) dar. Beim DSM handelt es sich um einen diagnostischen und statistischen Leitfaden psychischer Störungen und ist ein Klassifikationssystem der Psychiatrie.[6]

Die Definition des Delirs im ICD findet man unter den sogenannten „F Diagnosen", welche psychische und Verhaltensstörungen in Kapitel V katalogisieren. Diese Diagnosen werden erneut unterteilt in die Kapitel „F00" bis hin zu „F99". Eine genauere Einteilung erfolgt in der Kategorie „F00" bis „F09". In diesem Abschnitt werden psychische Krankheiten mit nachweisbarer Ätiologie in einer zerebralen Krankheit, einer Hirnverletzung oder einer Schädigung, die zu einer Hirnfunktionsstörung führt, erfasst.

„Die Funktionsstörung kann primär sein, wie bei Krankheiten, Verletzungen oder Störungen, die das Gehirn direkt oder im besonderen Maße betreffen, oder sekundär wie bei systemischen Krankheiten, Störungen, die das Gehirn als eines von vielen Organen oder Körpersystemen betreffen"[7].

Eine entsprechende genaue Definition des Delirs lässt sich in der F05 Diagnose herausstellen. Hier wird das Delir wie folgt definiert: „Ein ätiologisch unspezifisches hirnorganisches Syndrom, das charakterisiert ist durch gleichzeitig bestehende Störungen des Bewusstseins einerseits und mindestens zwei der nachfolgend genannten Störungen andererseits: Störungen der Aufmerksamkeit, der Wahrnehmung, des Denkens, des Gedächtnisses, der Psychomotorik, der Emotionalität oder des Schlaf-Wach-Rhythmus. Die Dauer ist sehr unterschiedlich und der Schweregrad reicht von leicht bis zu sehr schwer[8]."

---

[6] Vgl. https://de.wikipedia.org/wiki/Diagnostic_and_Statistical_Manual_of_Mental_Disorders
[7] https://www.icd-code.de/icd/code/F00-F09.html
[8] https://www.icd-code.de/icd/code/F05.-.html

Im DSM wird die Definition durch folgende Symptome klassifiziert:

A. „Störung der Aufmerksamkeit (das heißt verminderte Fähigkeit, die Aufmerksamkeit zu lenken, zu fokussieren, aufrechtzuerhalten und zu verlagern) und des Bewusstseins (verminderte Orientierung an der Umgebung).

B. Die Störung entwickelt sich über einen kurzen Zeitraum (normalerweise Stunden bis einige Tage), stellt eine akute Veränderung der Aufmerksamkeit und des Bewusstseins gegenüber dem Ausgangswert dar und schwankt im Laufe eines Tages tendenziell im Schweregrad.

C. Eine zusätzliche Störung der Kognition (z. B. Gedächtnisschwäche, Orientierungslosigkeit, Sprache, visuelle Fähigkeiten oder Wahrnehmung).

D. Die Störungen in den Kriterien A und C lassen sich nicht besser durch eine bereits bestehende, festgestellte oder sich entwickelnde neurokognitive Störung erklären und treten nicht im Zusammenhang mit einem stark verringerten Erregungsgrad wie Koma auf.

E. Anamnese, körperliche Untersuchung oder Laborergebnisse belegen, dass die Störung eine direkte physiologische Folge eines anderen Krankheitszustands, einer Substanzvergiftung oder eines Entzugs (das heißt aufgrund einer Droge des Missbrauchs oder eines Medikaments) oder einer Exposition gegenüber einem Toxin ist, oder auf mehrere Ursachen zurückzuführen ist[9].“

Zusammenfassend kann man feststellen, dass eine zeitnahe Diagnostik des Delirs nicht einfach ist, weil das klinische Erscheinungsbild und die Symptome sehr variabel und teilweise schwer greifbar sind. Im aktuellen *Diagnostic and Statistic Manual of Mental Disorders* (DSM-5) ist das Leitsymptom des Delirs eine Bewusstseins- und Aufmerksamkeitsstörung, die von einer Denkstörung begleitet sein kann. Die Definition des ICD-10 ist überwiegend deckungsgleich im Bezug auf die Störungen der Aufmerksamkeit, der Wahrnehmung, des Denkens und des Gedächtnisses[10]. Diese Störung beginnt akut und verläuft fluktuierend. Für die Diagnose eines Delirs ist es entscheidend, dass diese Störung nicht durch andere neurokognitive Ursachen (zum Beispiel Demenz) hervorgerufen wird und nicht durch die pathophysiologischen Auswirkungen einer körperlichen Erkrankung erklärbar ist (Das Thema Diagnostik wird speziell in Kapitel 2.5 behandelt).

---

[9] https://www.ncbi.nlm.nih.gov/pmc/articles/PMC4177077/
[10] Vgl. https://www.aerzteblatt.de/archiv/205463/Delir-im-Krankenhaus

2.3. Ursachen

Was die Entstehung und die Ursache eines Delirs angeht, so scheint die Wissenschaft noch nicht den einen ursächlichen Faktor ausmachen zu können. Es existieren hingegen lediglich einige Hypothesen, von denen ausgegangen wird, dass diese Ursachen für ein Delir darstellen können. Diese wurden von Zoremba, N., Coburn, M. sowie Schälte, G., herausgearbeitet und werden im Folgenden zusammengefasst[11].

I. Die Neuroinflammationshypothese

Diese Hypothese beschreibt die Freisetzung von Zytokinen, körpereigenen Signalmolekülen und Entzündungsmediatoren, welche durch periphere Entzündungsprozesse freigesetzt werden. Wenn diese die Blut-Hirn-Schranke überwinden, werden Hirnparachymzellen aktiviert, welche Zytokine und Entzündungsmediatoren in das zentrale Nervensystem abgeben.

II. Die oxydative Stresshypothese

Bei dieser Hypothese spielen Sauerstoff- und Stickstoffverbindungen eine zentrale Rolle, welche zu oxidativen Stress führen und Zellschäden anrichten können. Im Alter sind die antioxidativen Mechanismen kaum mehr vorhanden, sodass es bei einem zunehmenden Ungleichgewicht zu zerebralen Zellschäden kommen kann. Ebenfalls kann eine eben solche Hypoxie die Freisetzung von Acetylcholin fördern und dadurch einer Delirförderung beisteuern.

III. Die neuroendokrine Hypothese

Diese Hypothese geht davon aus, dass ein Sinken des Glukokortikoidspiegels mit unter die Ursache für ein Delir sein kann. Glukokortikoide werden in der Nebennierenrinde gebildet und zählen zu den Steroidhormonen. Glukokortikoide wirken

---

[11] Vgl. Zoremba, N., et al., (2018). Delir beim Intensivpatienten. Eine multiprofessionelle Herausforderung

systemisch antiallergisch und immunsupprimierend. Ein Absinken dieses Spiegels hat eine metabolische Störung zur Folge unter der vor allem die Überlebensfähigkeit der Neuronen leidet. Dies wiederum führt zu einer Verminderung der Gehirnfunktion.

IV.   Die Hypothese der zirkadianen Rhytmusregulation

Bei dieser Hypothese rückt ein chronisches Schlafdefizit in den Vordergrund. Es wird davon ausgegangen, dass dieses proinflammatorisch wirkt und somit den Zytokininspiegel erhöht. Melatonin spielt in diesem Zusammenhang ebenfalls eine wichtige Rolle. Ein im Alter abnehmender Melatoninspiegel kann zu Schlafstörungen führen. Dies könnte eine mögliche Erklärung sein, weshalb ein Delir zunehmend bei älteren Personen auftritt.

2.4. Symptome

Wie bereits im ICD-10 und im DSM beschrieben, gehören Bewusstseins- und Wahrnehmungsstörungen zu den Leitsymptomen des Delirs. Oft gehen diese mit Gedächtnisbeeinträchtigungen und Orientierungsverlust einher. Auch Denkstörungen mit kognitiven Einschränkungen gehören dazu. Halluzinationen treten häufiger optisch, als akustisch auf. Eine weitere Störung kann sich in Form von psychomotorischer Unruhe, vermehrter Aktivität oder gar Bettflucht äußern. Bei dieser Form des Delirs wird von einem „hyperaktivem Delir[12]" gesprochen. Bei manchen Patienten treten Wesensveränderungen in Form von einem veränderten Redefluss, unbegründeten Angstzuständen, oder Schreckreaktionen auf. In einigen Fällen kann es Neigungen zur Eigen- oder Fremdgefährdung auch durch Aggressionen kommen. In anderen Fällen zeigt sich eine eher gegensätzliche Symptomatik. Patienten sind eher bewegungsarm, antriebslos und zeigen vermehrtes Desinteresse an Kommunikation. Ursächlich hierfür kann auch ein umgekehrter Tag-Nacht-Rhythmus sein. Sind Patienten nachts wach und zeigen eine erhöhte Aktivität, kann es zu Schlafdefiziten kommen und somit zu einer Übermüdung am Folgetag. Zeigen Patienten Anzeichen dieser Symptomatik spricht man von einem „hypoaktiven Delir[13]".

---

[12] Vgl. https://www.aerzteblatt.de/archiv/205463/Delir-im-Krankenhaus
[13] Vgl. https://www.aerzteblatt.de/archiv/205463/Delir-im-Krankenhaus

Die Form des hypoaktiven Delirs wird seltener diagnostiziert, da die Symptome fälschlicherweise für einer Depression oder einer Demenz zugehörig gehalten werden. Es existiert ebenfalls ein Mischtyp, welcher am häufigsten vorkommt. Die Vorkommnisse der Delirformen lassen sich wie folgt einteilen: Die häufigste Variante zeigt sich im Delir vom Mischtyp (65%), gefolgt vom hypoaktiven Delir (30%). Die am seltensten vorkommende Art ist das hyperaktive Delir (5%)[14].

Neben den psychischen Symptomen, können ebenfalls auch körperliche Symptome beobachtet werden. So kann es beispielsweise zu erhöhten Körpertemperaturen von bis zu 38,5°C kommen und in diesem Zusammenhang auch zu einem vermehrten Schwitzen. Eine Hyperhidrose ist aber auch unabhängig von einer hohen Temperatur möglich. Ebenfalls kann eine Tachykardie oder ein erhöhter Puls einer Delirsymptomatik zugeordnet werden. Sämtliche beschriebenen Symptome können bei einem Delir plötzlich auftreten und während des Krankheitsverlaufs stark variieren.

2.5. Diagnostik

Wie bereits im Kapitel 2.4 beschrieben, sind schwer einzuordnende Symptome ein Hindernis bei der klaren Diagnostizierung eines Delirs und stellen Mediziner immer wieder vor gewisse Herausforderungen. Umso wichtiger scheint es klare Diagnostikinstrumente zu verwenden, um das Krankheitsbild des Delirs frühzeitig erkennen, und dementsprechend behandeln zu können. Eines der aktuell gängigsten Screeninginstrumente ist der sogenannte *Confusion Assessment Method für die Intensivstation* (CAM-ICU). Ely und Truman Pun validierten das Verfahren hinsichtlich seiner Anwendbarkeit ausführlich. Es existieren mehrere Studien, in denen die Autoren über gute Ergebnisse hinsichtlich der Testgüteeigenschaften berichten. Deshalb stellt der CAM-ICU die derzeit gängigste Art der Derlirdiagnostik auf Intensivstationen dar.[15]. Eine Anwendung ist auch bei Patienten möglich, die sich nicht verbal mitteilen können. Eben solche Patienten findet man speziell, beispielsweise aufgrund einer Beatmungssituation auf der Intensivstation und macht den CAM-ICU deshalb sinnvoll anwendbar.

---

[14] Vgl. https://www.aerzteblatt.de/archiv/205463/Delir-im-Krankenhaus
[15] Vgl. https://www.zhb.uni-luebeck.de/epubs/ediss749.pdf

Das Screening erfolgt über einen CAM-ICU Bogen (siehe Anhang, Abbildung 1). Zur Anwendung des Screenings ist die Voraussetzung einer gewissen Vigilanz gegeben. Diese kann durch die mit angegebene *Richmond Agitation-Sedation Scale* (RASS) bestimmt werden. Hierbei darf der RASS -3 nicht unterschreiten und +4 nicht überschreiten. Der eigentliche Test beginnt mit der Frage nach einem akuten Beginn oder einem schwankenden Verlauf. Nur wenn diese Einschätzung möglich ist kann der CAM-ICU fortgeführt werden. Als nächstes wird der Patient auf eine Aufmerksamkeitsstörung untersucht. Der Untersucher buchstabiert langsam das Wort „Ananasbaum", der Patient wird vorher aufgefordert bei jedem „A" die Hand des Untersuchers zu drücken. Als Fehler gilt es, wenn der Patient sowohl bei einem „A" die Hand nicht drückt, als auch das Drücken der Hand bei jedem anderen Buchstaben. Bei weniger als drei Fehlern ist ein Delir auszuschließen. Bei mehr als drei Fehlern wird in Stufe 3 die Bewusstseinsveränderung beurteilt. Bei einem RASS von unter 0 kann der Untersucher ein Delir diagnostizieren. Ist der RASS bei 0 wird anschließend in Stufe 4 das unorganisierte Denken überprüft. Dem Patienten werden dafür die vorgegebenen Fragen gestellt. Bei unter zwei Fehlern kann das Delir ebenfalls ausgeschlossen werden. Die *S3-Leitlinie zu Analgesie, Sedierung und Delirmanagement in der Intensivmedizin* empfiehlt, ein Delirscreening auf der Intensivstation mindestens alle acht Stunden vorzunehmen[16].

2.6. Behandlung

2.6.1. Nichtmedikamentöse Behandlung

Der Einfluss von nichtmedikamentösen Maßnahmen zur Delirprophylaxe reduziert durchschnittlich die Delirinzidenz um circa 16% und die Wahrscheinlichkeit eines zu entwickeln um 57%[17]. Bei der nichtmedikamentösen Behandlung lassen sich einige Maßnahmen herauskristallisieren. Bei diesen handelt es sich um Reorientierung, um die Angstvermeidung und um allgemeine Maßnahmen[18].

---

[16] Vgl. https://www.awmf.org/uploads/tx_szleitlinien/001-
012l_S3_Analgesie_Sedierung_Delirmanagement_Intensivmedizin_2015-08_01.pdf
[17] Vgl. Smithburger, P., et al. 2017
[18] Vgl. https://www.aerzteblatt.de/archiv/205463/Delir-im-Krankenhaus

Zur Reorientierung zählt beispielsweise das Bereitstellen der Seh- und Hörhilfen des Patienten. Des Weiteren können Uhren, Bilder, oder Kalender in Sichtweite ebenfalls zur Orientierung beitragen. Erst dadurch ist der Patient in der Lage adäquat zu kommunizieren und seine Umgebung wahrzunehmen. Ein Zimmerwechsel sollte aufgrund der ohnehin fremden Umgebung vermieden werden. Das Hinzuziehen von Angehörigen kann frühzeitig für eine vertraute Atmosphäre sorgen. Ein häufiger Wechsel des Pflegepersonals sollte vermieden werden, um eine Konstante in den Pflegeprozess bringen zu können. Eine weitere Maßnahme kann das Aushändigen einer aktuellen Tageszeitung darstellen. Diese ermöglicht eine zusätzliche kognitive Stimulation und bietet zudem Hilfe bei der Orientierung. Zur Erhaltung des Tag-Nacht-Rhythmus sollte eine gewisse Nachtruhe eingehalten werden. Pflegerische Maßnahmen und Diagnostik sollten deshalb tagsüber stattfinden um diese gewährleisten zu können. Ein Reduzieren des Lichts stellt ebenfalls eine sinnvolle Maßnahme zur Förderung des Tag-Nacht-Rhythmus dar. Eine dimmbare indirekte Beleuchtung kann dennoch eine Hilfe zur nächtlichen Orientierung sein. Ebenfalls kann ein hoher Geräuschpegel ein Delir fördern, sodass als schlaffördernde Maßnahme, dem Patienten Ohrstöpsel oder eine Schlafmaske angeboten werden können[19].

Zur Angstvermeidung spielt das frühe Einbinden der Angehörigen eine große Rolle. Sie können vertraut, authentisch, empathisch und beruhigend auf den Patienten einwirken. Von einem Aufweichen von starr festgelegten Besuchszeiten auf der Intensivstation kann der Patient profitieren[20]. Des Weiteren ist eine adäquate Schmerztherapie eine ebenfalls wichtige Maßnahme. Zur Optimierung der Schmerztherapie spielt zweifellos die Kommunikation mit dem Patienten eine entscheidende Rolle, sodass vor der Durchführung von pflegerischen, ärztlichen, diagnostischen oder therapeutischen Maßnahmen eine verbale Ankündigung sowie Erklärung folgen muss[21]. Daraus resultierend ist eine gleichzeitige Reduktion von Angst, denn oft ist es allein der Gedanke an erneut wiederkehrenden Schmerz mit Angst verbunden. Ein weiterer Punkt, ist das Anpassen von Alarmgrenzen und deren Lautstärke, sodass Fehlinterpretationen von Umgebungsreizen verhindert werden können. Der Intensivpatient ist je nach Zustand nicht in der Lage zu kommunizieren, oder seine Umgebung visuell wahrzunehmen, weshalb beispielsweise akustische Signale wie mögliche Alarme, als etwas bedrohliches interpretiert werden können.

[19] Vgl. https://www.awmf.org/uploads/tx_szleitlinien/001-0121_S3_Analgesie_Sedierung_Delirmanagement_Intensivmedizin_2015-08_01.pdf
[20] Vgl. https://www.thieme-connect.de/products/ejournals/html/10.1055/a-0594-1817
[21] Vgl. https://www.aerzteblatt.de/archiv/205463/Delir-im-Krankenhaus

Allgemeine, nichtmedikamentöse Maßnahmen bestehen zudem aus einer frühen Physio- und Ergotherapie. Während eines Krankenhausaufenthaltes ist die Mobilität eingeschränkt, sodass der Patient durch mangelnde Bewegung an Muskelkraft verliert. „In einer randomisierten kontrollierten Studie konnte gezeigt werden, dass die Delirrate durch eine frühe Physio- und Ergotherapie während des Krankenhausaufenthaltes von 41% auf 28 % sinkt und die Rückkehr in ein selbstständiges Leben signifikant häufiger gelingt.“[22] Ebenfalls wird das frühzeitige Entfernen von Drainagen empfohlen um die Bewegungseinschränkung zu reduzieren. Als weitere Maßnahme sollte eine frühe enterale Ernährung angestrebt werden. Hierfür sollte ein möglicher wenn vorhandener Zahnersatz zur Verfügung gestellt werden[23].

2.6.2. Medikamentöse Behandlung

Bei Intensivpatienten können Schmerzen sowohl durch Grund- als auch Begleiterkrankungen entstehen. Zusätzlich können diese ebenfalls nach notwendigen Operationen oder bei diagnostischen, therapeutischen oder pflegerischen Maßnahmen auftreten. In einer Studie an 820 Patienten konnte gezeigt werden, dass Schmerzen während der intensivstationären Behandlung ein unabhängiger Risikofaktor für die Entstehung eines Delirs sind Etwa 75 % der intensivpflichtigen Patienten berichten über starke bis stärkste Schmerzen während ihrer Behandlung, insbesondere die bedarfsadaptierte Analgesie, zum Beispiel im Rahmen von Interventionen auf Intensivstation, erfolgt teilweise in weniger als 25 % der Fälle[24]. Mit der *S3-Leitlinie Analgesie, Sedierung und Delirmanagement in der Intensivmedizin* (DAS-Leitlinie) ist 2015 ein sehr praxisorientiertes, umfassendes Werk zum Management von Schmerz, Angst und Delir auf der Intensivstation erschienen, welches von der *Deutschen Gesellschaft für Anästhesiologie und Intensivmedizin* (DGAI) und der *Deutschen Interdisziplinären Vereinigung für Intensiv- und Notfallmedizin* (DIVI) entwickelt wurde. Jede Intensivstation ist seitdem aufgefordert, Managementstrukturen im Umgang mit diesen drei Bereichen zu schaffen[25].

---

[22] Vgl. https://www.aerzteblatt.de/archiv/205463/Delir-im-Krankenhaus
[23] Vgl. https://www.awmf.org/uploads/tx_szleitlinien/001-012l_S3_Analgesie_Sedierung_Delirmanagement_Intensivmedizin_2015-08_01.pdf
[24] Vgl. https://www.thieme-connect.com/products/ejournals/html/10.1055/s-0031-1286607
[25] Vgl. https://www.thieme-connect.com/products/ejournals/html/10.1055/s-0033-1337361

Da die S3-Leitlinie die derzeit aktuellste Leitlinie zur Behandlung des Delirs darstellt, wird sich im Folgenden inhaltlich auf diese bezogen.

Grundsätzlich sollte eine, in erster Linie opioid-basierte Therapie angestrebt werden, die alternativ durch Nicht-Opioid-Analgetika und Koanalgetika unterstützt werden kann. Je nach Verlauf kann anschließend eine patientenkontrollierte Bedarfsmedikation hinzugezogen werden. Eine mögliche Alternative können regionale Analgesieverfahren, wie zum Beispiel eine epidurale Analgesie, darstellen. Eine Regionalanästhesie bezeichnet eine Schmerzausschaltung bestimmter Körperregionen, ohne eine Beeinträchtigung des Bewusstseins hinzuzuziehen. Möglich sind hier Einmalinjektionen oder die Anlage eines Schmerzkatheters. Bei lokalen Wundversorgungen sollte vorab für ausreichende analgetische Medikamentengabe gesorgt sein. Laut S3- Leitlinie besteht ein Nachweis zwischen tiefer Sedierung und erhöhter Mortalität. Die Sedierung sollte deshalb einen RASS von 0/-1 anstreben, sodass der intensivmedizinisch behandelte Patient wach, aufmerksam, schmerz-, angst- und delirfrei ist, um an seiner Behandlung und Genesung aktiv teilnehmen zu können. Sedativa sollten gut steuerbar sein, um die Sedierung so früh wie möglich und schnell reduzieren zu können. Bei einer Sedierung von bis zu sieben Tagen wird der Einsatz von *Propofol* empfohlen. *Propofol* besitzt eine geringe Halbwertszeit und bietet dadurch eine schnelle Einstellung und Anpassung der Sedierungstiefe[26]. Ab einer Sedierungsdauer von sieben Tagen kann zur Vermeidung eines Propofol-Infusions-Syndroms das Benzodiazepin *Midazolam* hinzugezogen werden. Benzodiazepine haben eine relaxierende, sowie sedierend hypnotische Wirkung und besitzen eine längere Halbwertszeit als beispielsweise *Propofol*. Die S3- Leitlinie beschreibt Benzodiazepine als unabhängige Risikofaktoren für ein Delir, sodass auf deren Einsatz nach Möglichkeit verzichtet werden sollte. Lediglich bei Patienten mit einer Alkoholkrankheit, welche Symptome eines Entzuges zeigen, sind Benzodiazepine von Vorteil. Des Weiteren ist der S3- Leitlinie die Behandlung von Stress und Agitation zu entnehmen. Diese besteht vor allem aus der Gabe von Alpha-2-Agonisten (A2A). Hierzu wird *Clonidin* als zusätzliche Substanz zu anderen Analgetika empfohlen. Als weiterer Alpha-2-Agonist lässt sich *Dexmedetomidin* nennen, welches eine noch kürzere Halbwertszeit besitzt. Zur Behandlung eines Delirs mit psychotischen Symptomen wie Halluzinationen sollten Neuroleptika eingesetzt werden. Hier wird eine Therapie mit *Haloperidol* oder *Risperidon* empfohlen.

---

[26] https://www.ratiopharm.de/index.php?eID=dumpFile&t=f&f=73709&g=-1&r=1894%2C1894&token=f727a4d130b2802b5e9ee03d9381563e235f9eed

3. Fazit

Das Ergebnis der vorliegenden Arbeit stellt insgesamt die Dringlichkeit der Behandlung eines Delirs dar und belegt, dass es sich nicht um einen unspezifischen Zustand, sondern um eine notfallmäßig zu behandelnde Psychose handelt, für deren Diagnostik sowie Behandlung klare Assessments und Leitlinien existieren. Auf Grundlage der bereits existierenden Leitlinie konnten einige medikamentöse, sowie nichtmedikamentöse Behandlungsmöglichkeiten aufgezählt werden. Die größte Rolle bei der nicht medikamentösen Behandlung nehmen Pflegekräfte und Angehörige ein. Durch Gespräche sowie Maßnahmen die zur Reorientierung führen, kann eine Delirdauer reduziert werden. Bei der medikamentösen Therapie ist festzuhalten, dass auf Benzodiazepine nach Möglichkeit verzichtet werden sollte. Auch wenn die Symptome nach wie vor teilweise schwer einzuordnen sind, gibt es dennoch gute valide Screeninginstrumente wie den CAM-ICU zur Feststellung eines Delirs. Wird ein Delir zügig erkannt und dessen Behandlung in die Wege geleitet, profitiert der Patient von einem verbessertem Outcome und einer reduzierten Mortalität. Zudem können Liegezeiten reduziert und poststationäre Komplikationen verhindert werden.

3.1. Ausblick

Was Diagnostik und Symptome angeht, so konnten in den letzten Jahren gute wissenschaftliche Fortschritte erzielt werden. Zur Entstehung eines Delirs existieren hingegen bisher lediglich einige wenige Hypothesen, sodass was dieses Thema angeht eine weitere Forschung definitiv Sinn machen würde. Hier sollte der Ansatz sein die Ursache bekämpfen zu wollen, anstatt nur das Symptom zu behandeln. Weitergehend sollte nach zusätzlichen, alternativen Diagnoseverfahren gesucht werden, um eine Identifikation eines Delirs noch einfacher zu machen.

4. Anhang

Abbildung I: CAM-ICU mit RASS

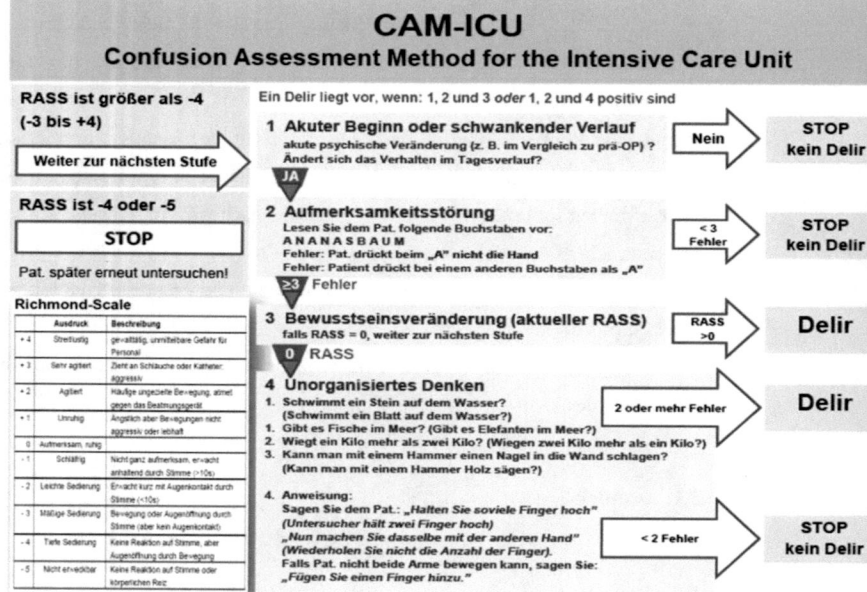

5. Literaturverzeichnis

Leibbrand W, Wettley A (1961) Der Wahnsinn, Geschichte der abendländischen Psychopathologie Freiburg: Alber.

Lindesay, J., Hasemann, W. (2009). Akute Verwirrtheit- Delir im Alter. Praxishandbuch für Pflegende und Mediziner (Pflegepraxis, 1. Auflage). Bern: Huber.

Zoremba, N., Coburn, M. & Schälte, G. (2018). Delir beim Intensivpatienten. Eine multiprofessionelle Herausforderung

CAM-ICU Bogen & RASS (Abbildung I)
<https://www.bdc.de/safety-clip-das-postoperative-delir/>
[Zugriff: 11.01 2020]

Deutsche Gesellschaft für Anästhesiologie und Intensivmedizin (DGAI)& Deutsche Interdisziplinäre Vereinigung für Intensiv- und Notfallmedizin (DIVI), 2015, S3-Leitlinie-Analgesie, Sedierung und Delirmanagement in der Intensivmedizin
(DAS-Leitlinie 2015)
<https://www.awmf.org/uploads/tx_szleitlinien/001- 012l_S3_Analgesie_Sedierung_Delirmanagement_Intensivmedizin_2015-08_01.pdf>
[Zugriff 08.07.2020]

European Delirium Association and American Delirium Society (2014), The DSM-5 criteria, level of arousal and delirium diagnosis: inclusiveness is safer
< https://www.ncbi.nlm.nih.gov/pmc/articles/PMC4177077/>
[Zugriff 07.01.2019]

Krollner, B., Krollner, D. (2020), ICD- CODE
<https://www.icd-code.de/icd/code/F00-F09.html>
[Zugriff: 05.01 2020]

Krollner, B., Krollner, D. (2020), ICD- CODE
<https://www.icd-code.de/icd/code/F05.-.html>
[Zugriff: 05.01 2020]

Lütz, A., Spies C. (2014), Das Delir- Konsequenzen für die Analgosedierung kritisch kranker Patienten
<https://www.thieme-connect.com/products/ejournals/html/10.1055/s-0031-1286607>
[Zugriff: 09.01 2020]

Ratiopharm GmbH (2016), Fachinformation Propofol
<https://www.ratiopharm.de/index.php?eID=dumpFile&t=f&f=73709&g=-1&r=1894%2C1894&token=f727a4d130b2802b5e9ee03d9381563e235f9eed>
[Zugriff: 11.10 2020]

Reischies F.M., Diefenbacher A., Reichwaldt W. (2004), Delir

<https://link.springer.com/chapter/10.1007/978-3-662-12845-9_14>
[Zugriff: 03.01.2020]

Schmucker, P. (2008), Diagnostik des postoperativen Delirs bei kardiochirurgischen Patienten mit der Confusion Assessment Method for the Intensive Care Unit (CAM-ICU)
<https://www.zhb.uni-luebeck.de/epubs/ediss749.pdf>
[Zugriff: 08.01.2020]

Voss, S. (2018), Wege zu einer Angehörigenfreundlichen Intensivstation
<https://www.thieme-connect.de/products/ejournals/html/10.1055/a-0594-1817>
[Zugriff 09.01.2020]

Zoremba, N., Coburn, M. (2019), Delir im Krankenhaus,
<https://www.aerzteblatt.de/archiv/205463/Delir-im-Krankenhaus>
[Zugriff: 03.01.2020]